U0381100

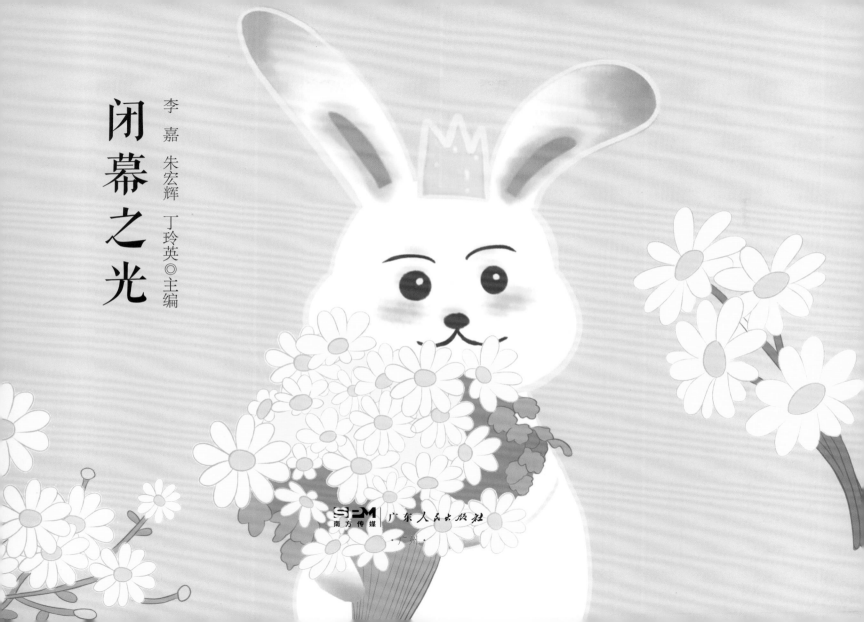

# 闭幕之光

李　嘉　朱宏辉　丁玲英◎主编

SPM 南方传媒　广东人民出版社
·广州·

**图书在版编目（CIP）数据**

闭幕之光 / 李嘉，朱宏辉，丁玲英主编. — 广州：广东人民出版社， 2024.8
ISBN 978-7-218-17569-0

Ⅰ.①闭… Ⅱ.①李… ②朱… ③丁… Ⅲ.①临终关怀学—普及读物 Ⅳ.①R48-49

中国国家版本馆CIP数据核字（2024）第090680号

BIMU ZHIGUANG
# 闭 幕 之 光

李 嘉 朱宏辉 丁玲英 主编

版权所有 翻印必究

出 版 人：肖风华

策　　划：李　敏
责任编辑：李　敏
装帧设计：刘焕文
绘　　图：沅　延
责任技编：吴彦斌　马　健

出版发行：广东人民出版社
地　　址：广州市越秀区大沙头四马路10号（邮政编码：510199）
电　　话：（020）85716809（总编室）
传　　真：（020）83289585
网　　址：http://www.gdpph.com
印　　刷：广州市豪威彩色印务有限公司
开　　本：787毫米×1092毫米　1/16
印　　张：7.625　　字　　数：35千
版　　次：2024年8月第1版
印　　次：2024年8月第1次印刷
定　　价：88.00元

如发现印装质量问题，影响阅读，请与出版社（020-85716849）联系调换。
售书热线：（020）87716172

# 本书编委会

**主编：**

李　嘉（南方医科大学中西医结合医院，主管护师）

朱宏辉（南方医科大学中西医结合医院，影像医学科护士长）

丁玲英（南方医科大学中西医结合医院，肿瘤科护理单元护士长）

**副主编：**

湛灿林（南方医科大学中西医结合医院，中医医师）

袁艳丽（南方医科大学南方医院，主管护师）

章素丹（南方医科大学中西医结合医院，护师）

叶美娟（南方医科大学南方医院，主管护师）

罗丽平（南方医科大学中西医结合医院，主管护师）

# 作者简介

　　**李嘉**：南方医科大学中西医结合医院主管护师，首届广东省护士协会安宁疗护专科护士，广东省医学会计划生育学分会创新与科普学组成员，广东省护士协会优质护理与服务创新分会委员。科普作品获省级学会二等奖、三等奖，安宁疗护个案汇报获省级协会一等奖，影像作品获国家级协会铜奖。

　　**朱宏辉**：南方医科大学中西医结合医院主管护师，影像医学科护士长，获广东省医学会南方健康科普三等奖。

　　**丁玲英**：南方医科大学中西医结合医院主管护师，肿瘤科护理单元护士长，全国中医护理骨干，广东省传统医学会慢病护理专委会副主任委员。

# 序言

　　受传统观念的影响，"死亡"在日常话题中是一个忌讳，我们为"活好每一天"不懈努力与奋斗，却很少对不可避免的"死亡"做任何准备。诗人泰戈尔曾说"生如夏花之绚烂，死如秋叶之静美"，一切都平静自然地进行。生命，并不是关于时间的长度，而是关于经历的深度。如果能为自己生命的结尾做最好的安排、为自己所爱的人做最后的关怀，让生命的结束依然拥有尊严，人生的遗憾可能会少一些。

　　本书灵感源于美华慈心关怀联盟的安心卡，作者带着爱和感激进行了创作。书名的释义："闭幕"比喻的是人生的谢幕；"光"是导向与指引，可以照亮黑暗并给予温暖。封面上深紫色的云代表的是黑暗或晚上，象征迷茫与混沌；兔子举皇冠致谢（表演谢幕的动作），表示"结束"；星星代表光，意思是向导与指引、希望，另外一层意思是身体的灰化或分解消失，隐含"死亡"的意思；兔子站在紫色的云层上象征着穿越黑暗，踏上新征程。内文通过疗愈风格的图文，提供一系列关于生命末期时的需求或愿望参考项目，希望让更多人知道"我的生命，我做主"，了解所爱的人或自己在生命结束前可以做的事情，认识到生命末期不再是只有恐惧、焦虑、疼痛、无奈、孤独……更应该是有温暖、幸福、舒适、安宁……

人生难免会有遗憾，但我们可以把握好时间，为人生的毕业典礼做规划，帮助自己或所爱的人更好地跨越生命线，让彼此在各自的世界继续前行，实现"生者善生，逝者安详"！

李嘉

2023年10月15日

# 目录

我的身体

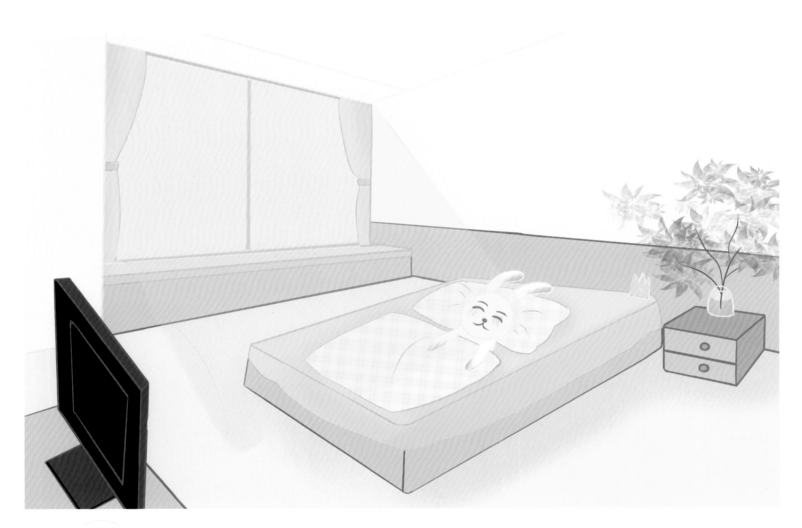

在有窗户的房间，当清晨的阳光从窗户玻璃中透过来，照到床边，窗外传来小鸟美妙的声音，清风伴着花香吹进来，即使足不出户，也能与外界交流，感到岁月静好。

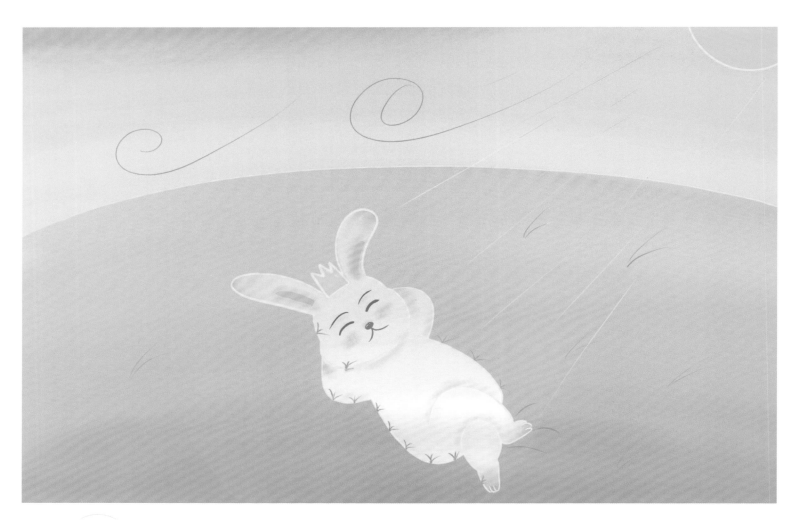

这些舒适的环境，能让我心旷神怡，远离烦恼。

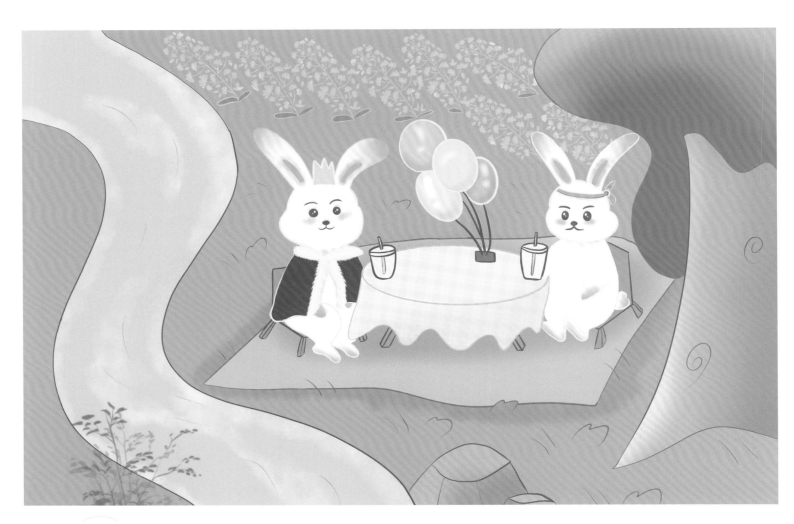

▶▶▶ 我可以接触大自然

想到户外去，与亲友畅谈，那里有静谧奥妙的大自然，听潺潺流水，闻阵阵花香，听呖呖鸟鸣，共侃侃而谈，品漫漫人生。

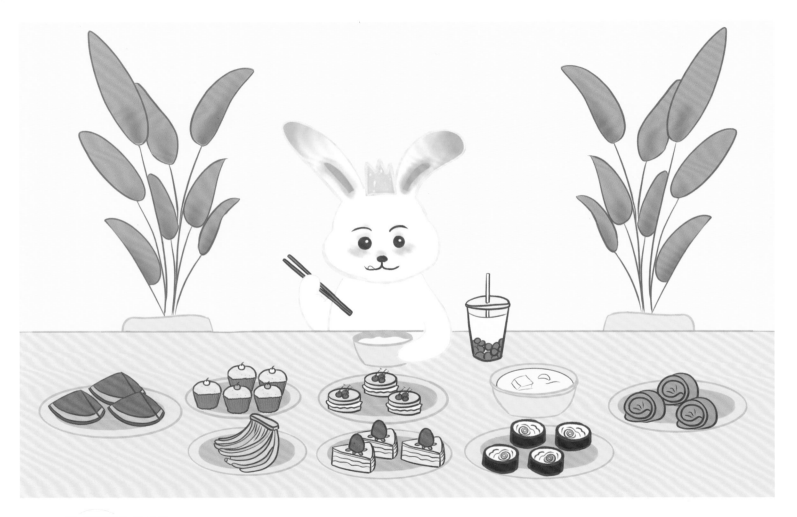

我也想吃曾经最爱的小点心，即便现在已经食不知味，但它拥有着我美好的回忆，带给我幸福的感觉。

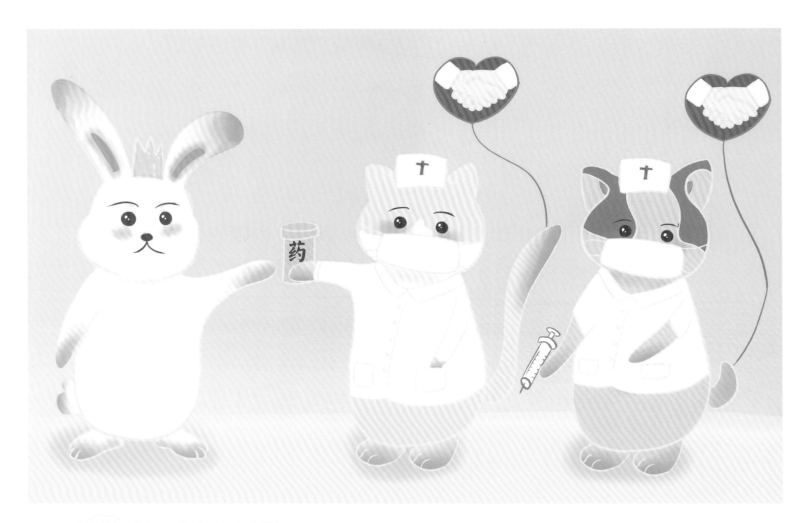

▸▸▸▸ 有可信的医疗团队为我提供医疗服务

在疾病诊治方面，我希望为我做治疗的医师和护士是值得我信任的，因为生命只有一次，我害怕被骗。

然后，想要知道病情的发展及现状，否则在我不知道的情况下，我会胡思乱想，会产生焦虑。

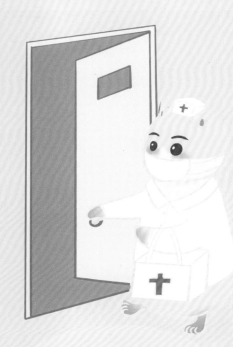

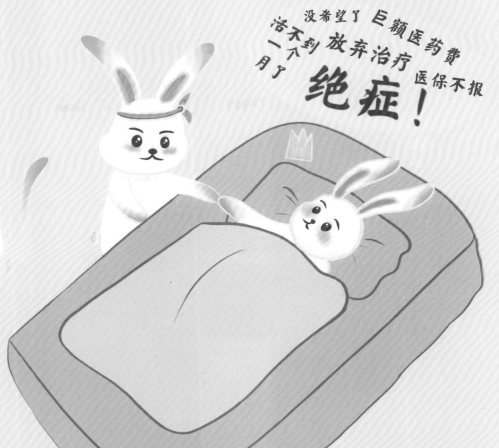

没说啥，你别操心了。

医生咋说？

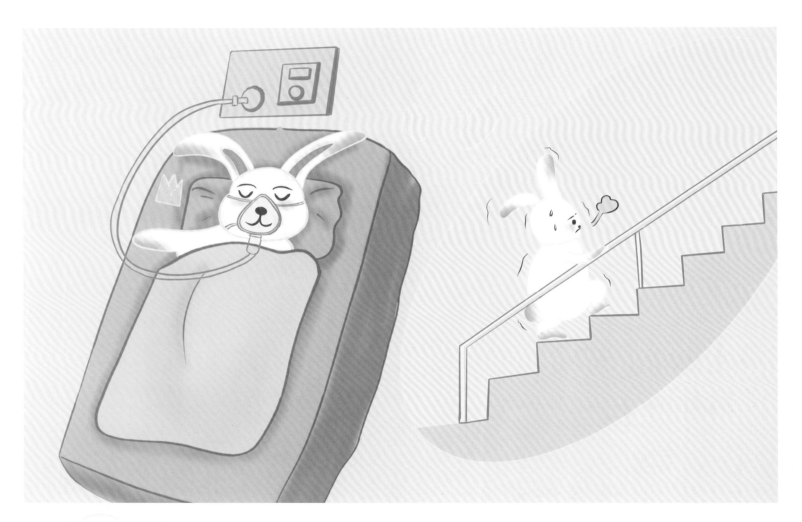

▸▸▸ 我不想呼吸困难

我可以在恐惧之前闭上眼睛，也可以塞耳不听
诱骗的言辞，却不能不呼吸，所以我不希望有
缺氧的感觉。

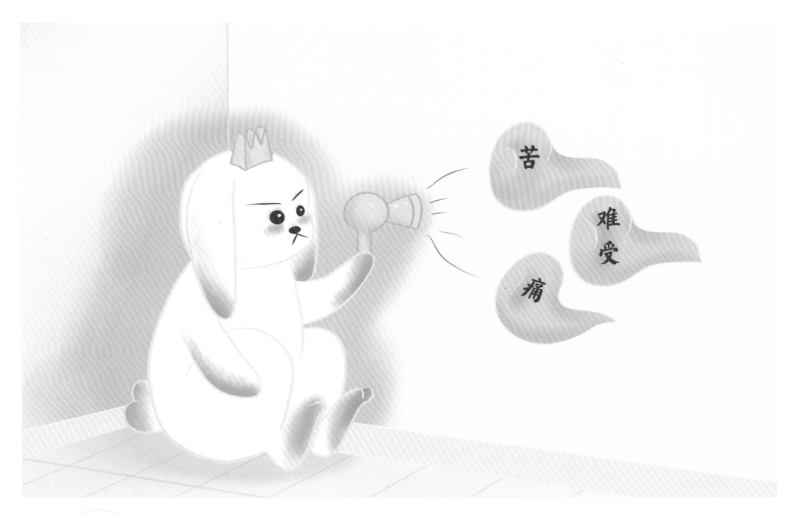

因为我是一个娇气"孩子"，怕苦、怕痛、怕难受，我不想这些痛苦发生在我的身上。

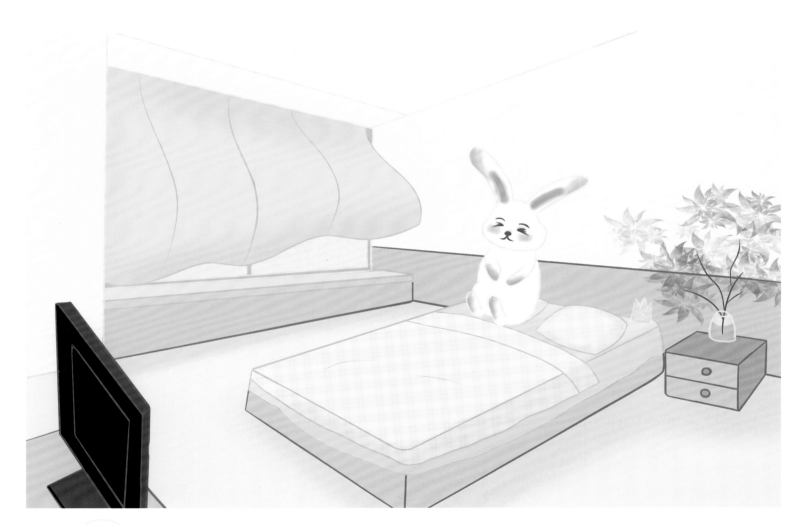

无论是环境还是自身，我都希望能保持干爽洁净无异味，给人一种舒适的感觉。

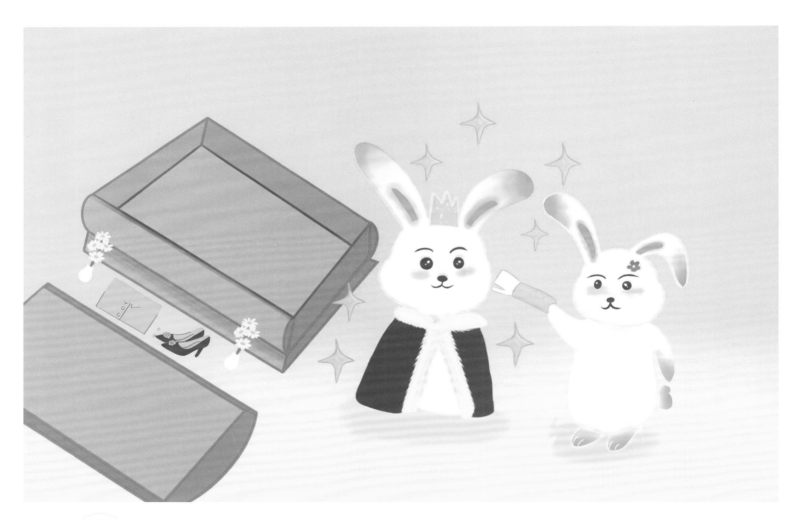

仪容整洁也是最基本的文明礼仪，我想时刻保持，即使是在我离世后。

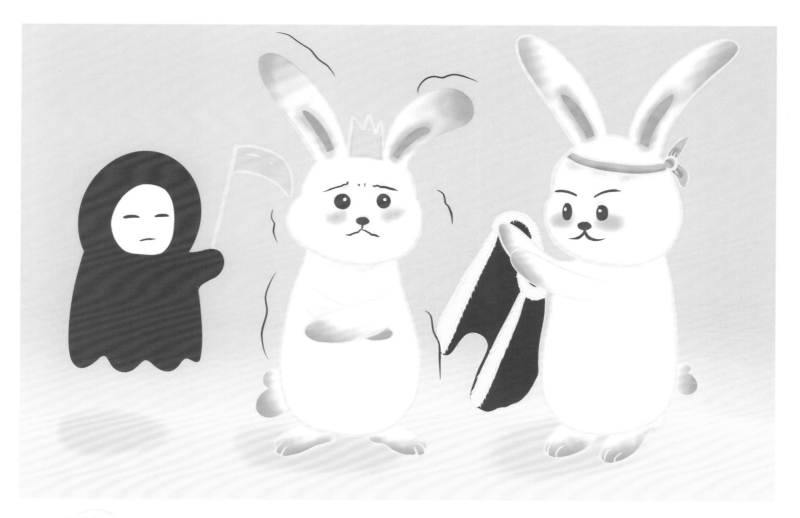

当我感觉身体发冷的时候，我想，那是死神要来带我走了，我会感到害怕，请保护我或为我保暖。

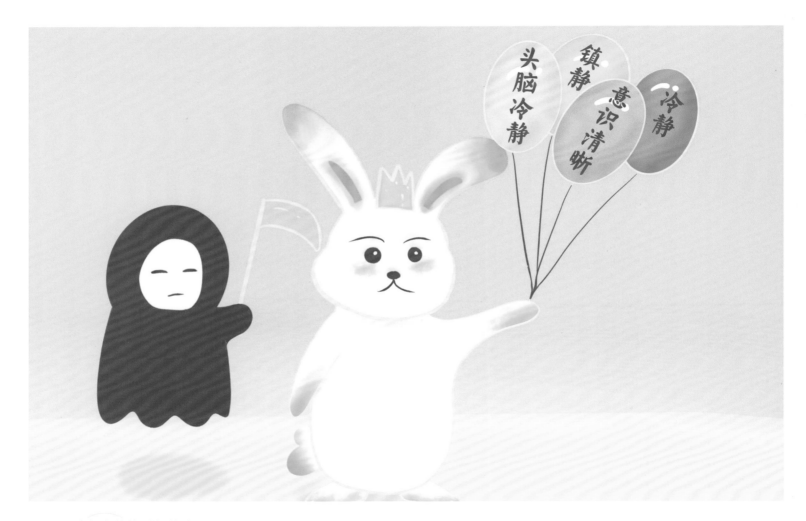

当然，如果大限已到，在我即将要离开这个美丽世界的时候，我希望我的意识依然是清晰的，可以没有遗憾地离开。

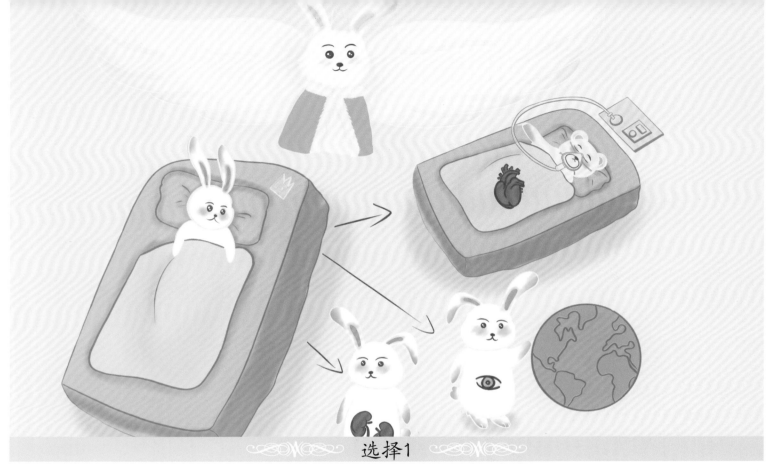

选择1

最后，我想谈谈大体及器官捐赠的意愿，在我离世后，我想捐赠我能捐赠的器官，让别人生存，也是我换了一个方式活下去。

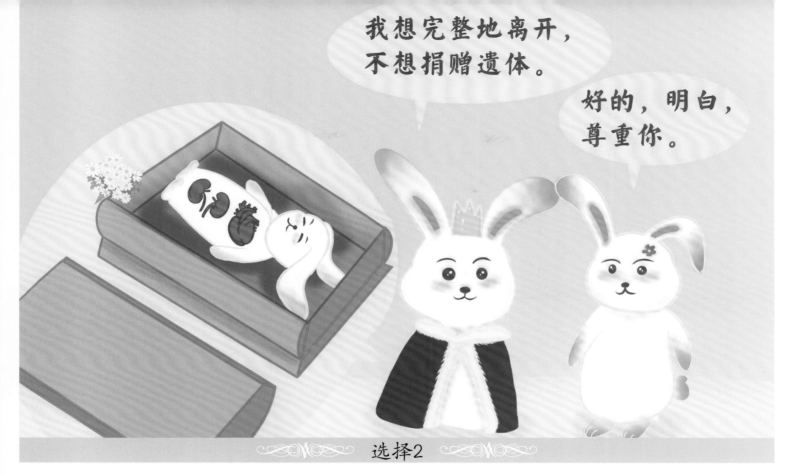

选择2

我不想捐赠我的器官，我想完整地离开。

我的心理

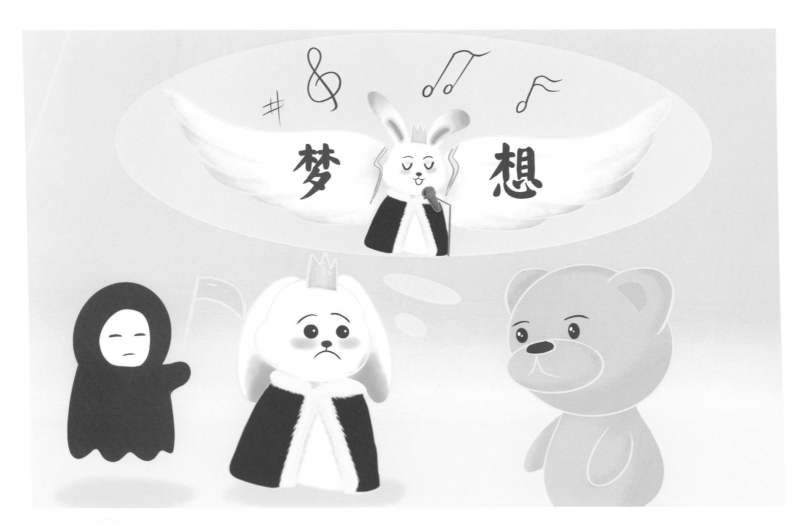

从年轻貌美的时光，到白发苍苍的暮年，我想谈谈我的一生。岁月如歌，心情如花。人活一辈子，最重要的是开心，拥有健康的身体，做自己喜欢的事情，安全地实现自我价值，就是人生最大的幸福。

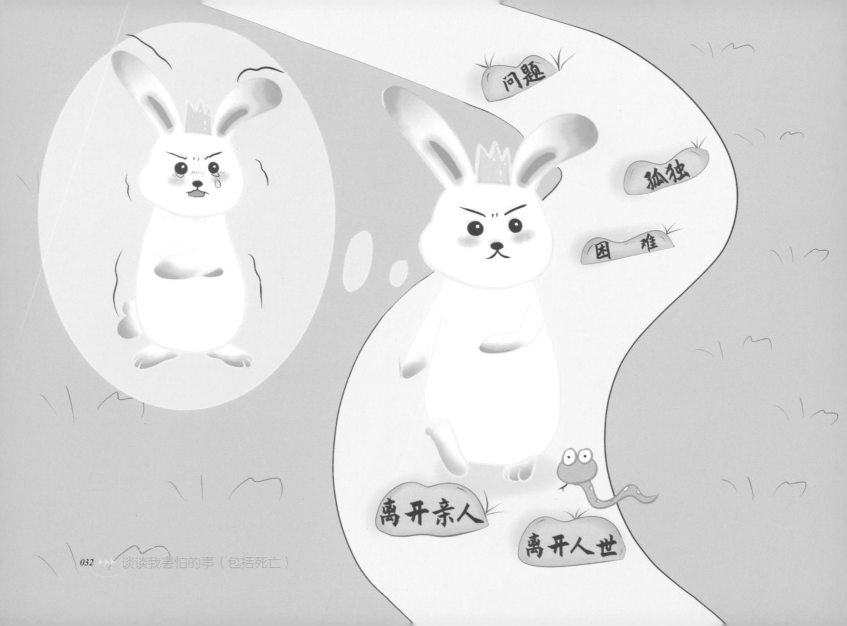

人总会有让自己害怕的事情，只要勇敢面对，就一定能走出自己的一条路来。恐惧是因为未知或无法掌控，想要克服"恐惧"，就要正确认识你所恐惧的事物。

谈谈自己所害怕的事情，并不是先有勇气才敢表达，而是在表达自我的同时培养了勇气。

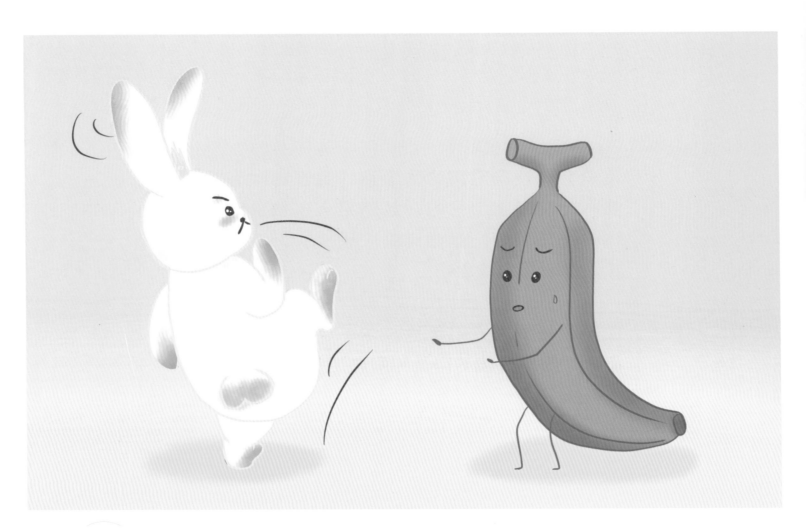

不必慌张，也不必焦虑，阳光总会落在你身上，而且，你还会有自己的月亮和星光。

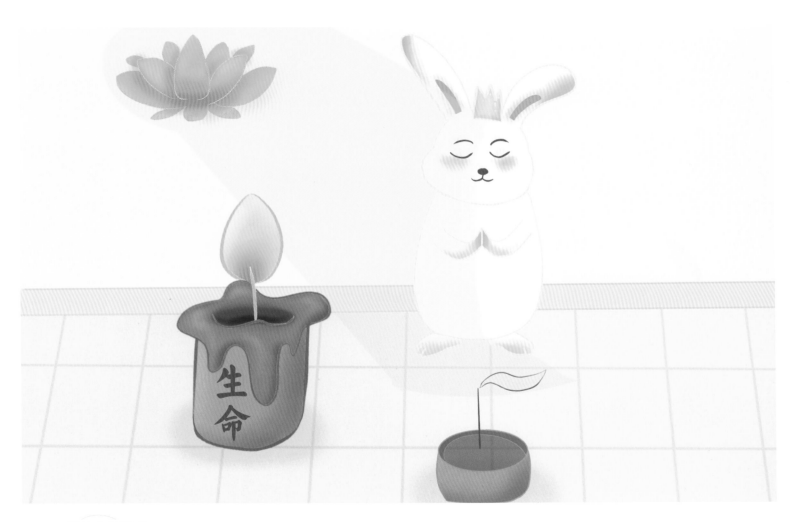

当面临心理创伤、生病或悲伤时，满足心灵及人文精神的需求（其包括爱、归属、交流、内心平和、希望、原谅、人生的意义、精神支柱之源、祈祷等），生命就会有光，就能展现出自我的价值。愿你的世界星光满载，心有多远，你就能走多远。

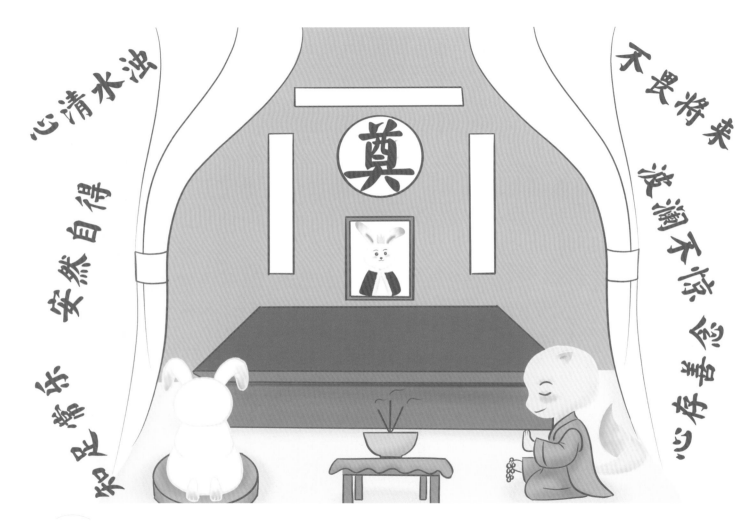

心清水浊 安然自得 知足常乐

不畏将来 波澜不惊 坦荡初心

我的人生由我选择，请遵照我所选择的仪式。

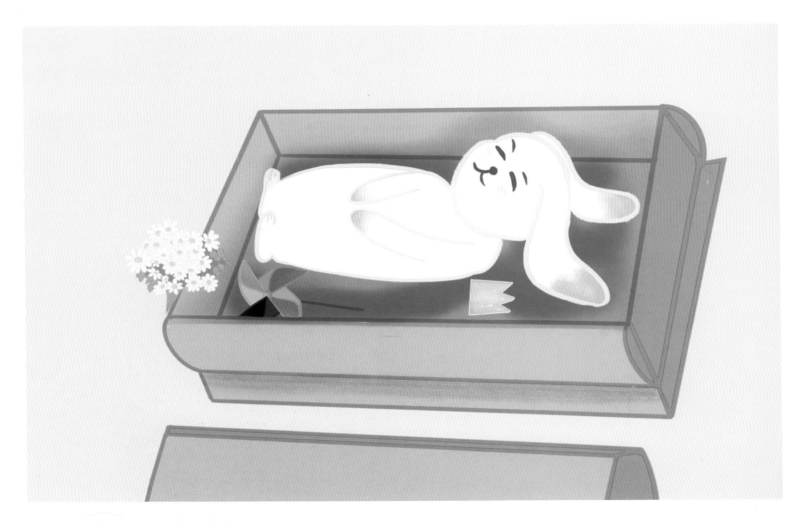

希望在离世时，在我的身边放有我所喜爱的物品，让我心里踏实，有勇气去面对。

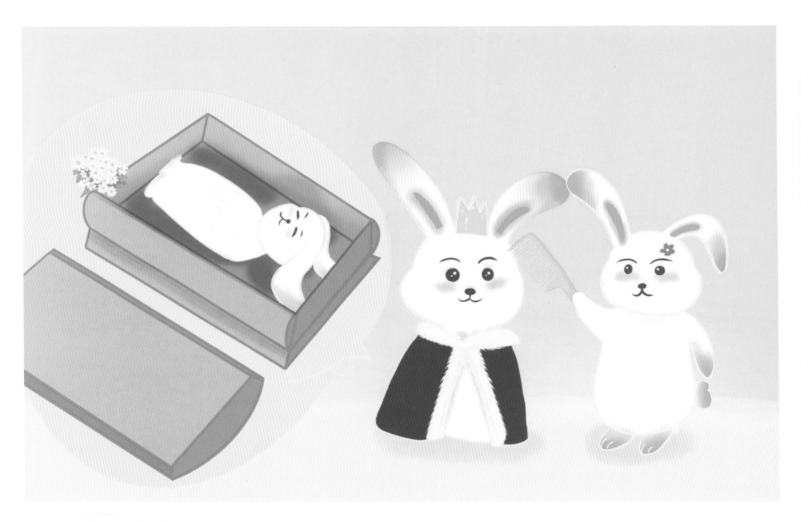

▸▸▸ 我希望保有尊严

一个人的尊严，并不在于他能赚多少钱，或是拥有什么社会地位，而是在于是否有意义的生活。尊严是一个人支撑信仰与生命的骨架。即便到了生命的尽头，也想保留最后的尊严。

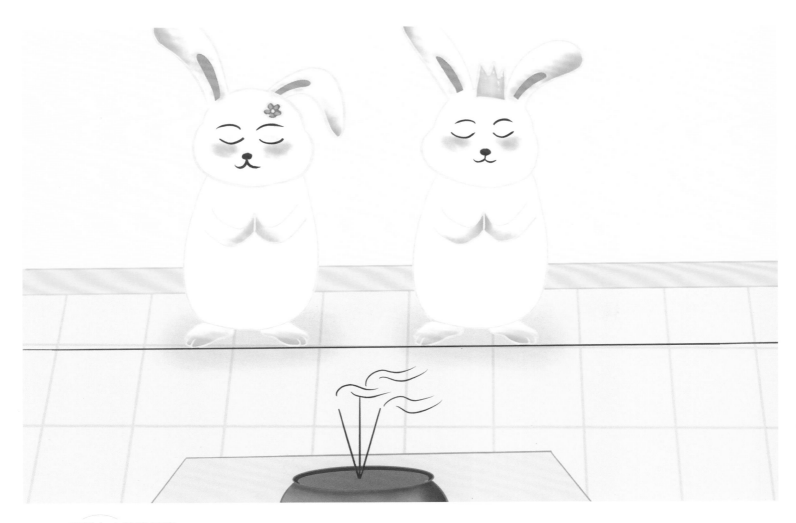

花妖媚，因为有蝴蝶在追；梦沉醉，因为有星星点缀；情珍贵，因为用心的安慰；我幸福，因为有你的相陪。希望有人陪我一起诚心祈祷，让我们的心灵站在同一水平面上。

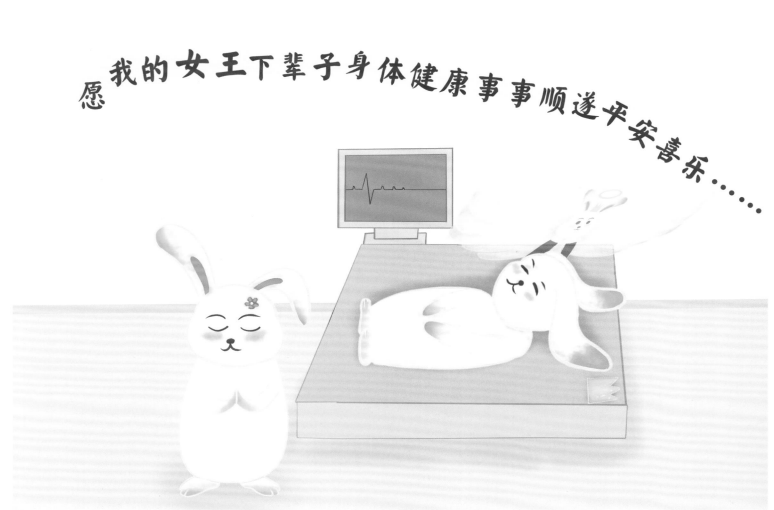

你的祈祷驱走我内心的黑暗，是你给我勇气和
力量，为我点亮了心灵之光，插上飞往天堂的
羽翼，那是一份感知的快乐，让我带着爱和祝
福离开。

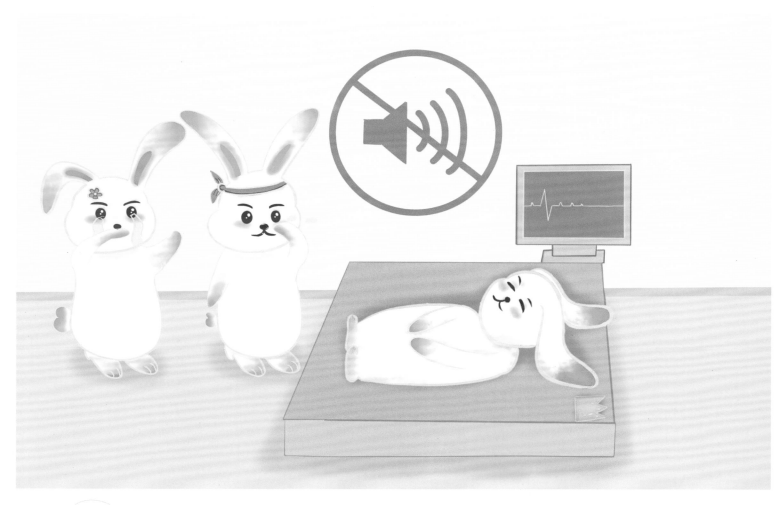

当我的心电图呈直线时，请不要在我身边哭泣，因为我已经没有力气帮你们擦眼泪了，并且听到你们的哭声会让我不放心地离开，我相信大家都是希望我能够安然离去的……

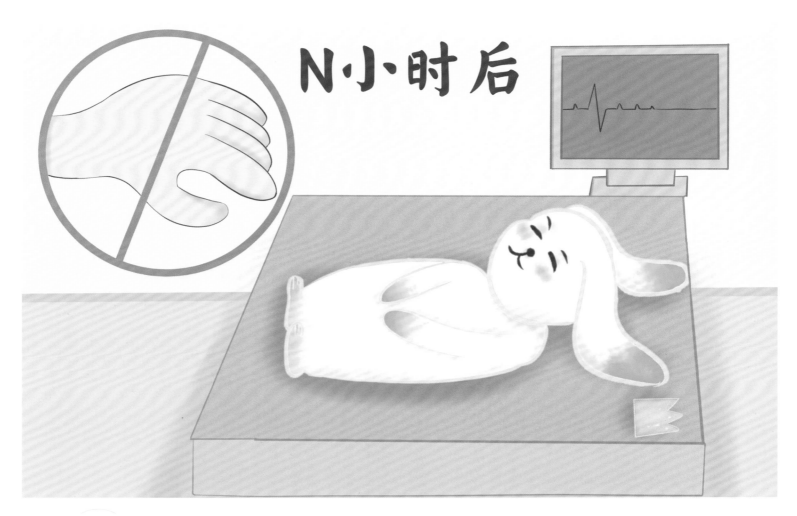

N小时后

死后数小时内，不要触碰我的遗体，让大家能在最后好好地看看我。

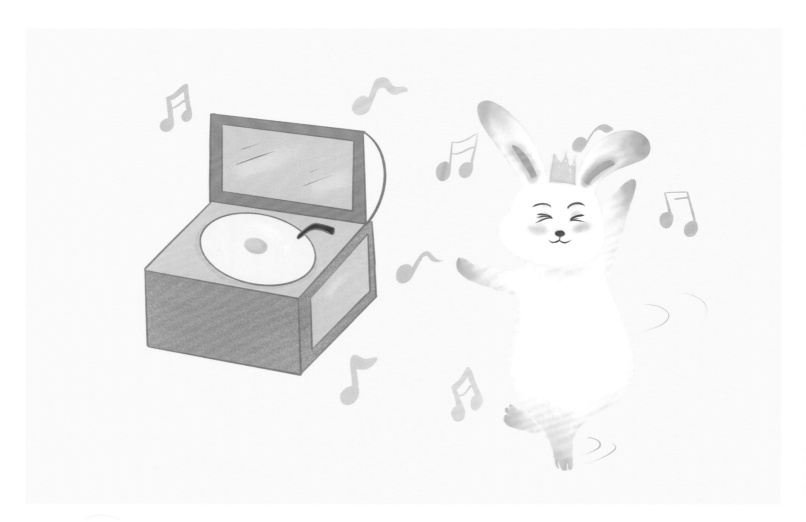

音乐是跳动的音符，疗愈哀伤。美好的回忆和想象都在脑海中浮现出来，它胜过任何语言的表达。

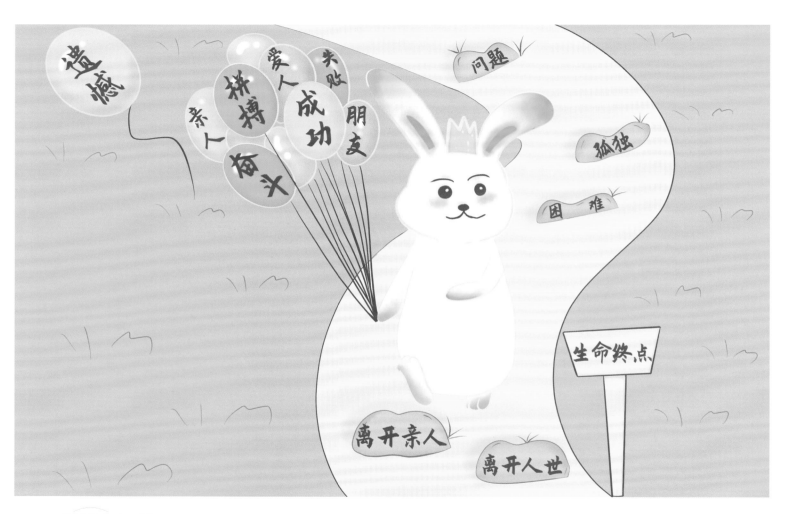

经历过风雨，也见到了彩虹，努力过后
不留遗憾，这是我所希望的圆满人生。

我的人际/社会关系

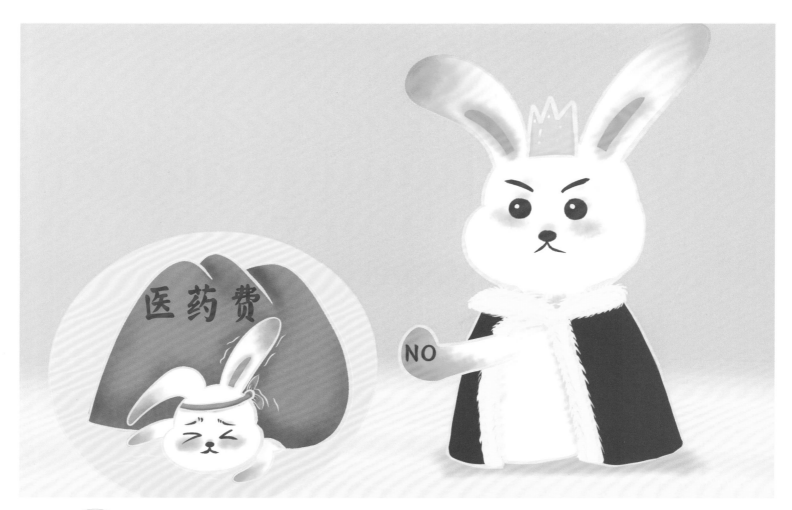

如果我的疾病需要耗费很多的钱财来治疗，我并不想成为家人们的负担。

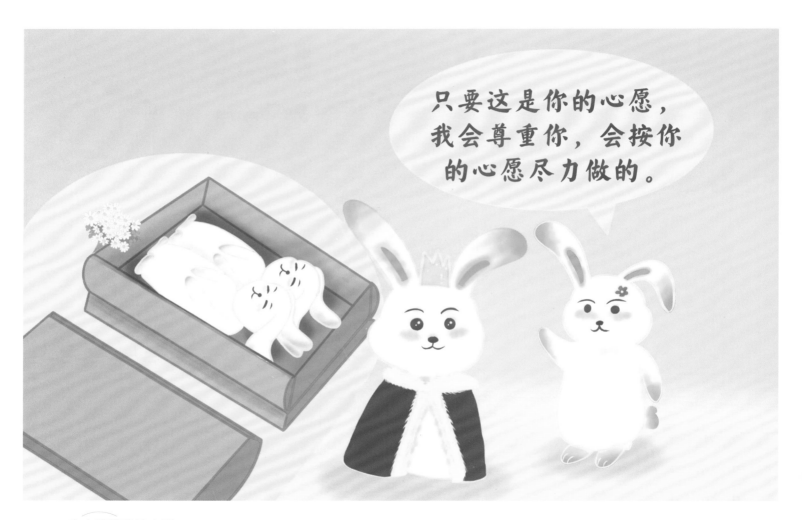

或许家人们不能接受我如此特别的想法，但这
是我的心愿，希望能被尊重。

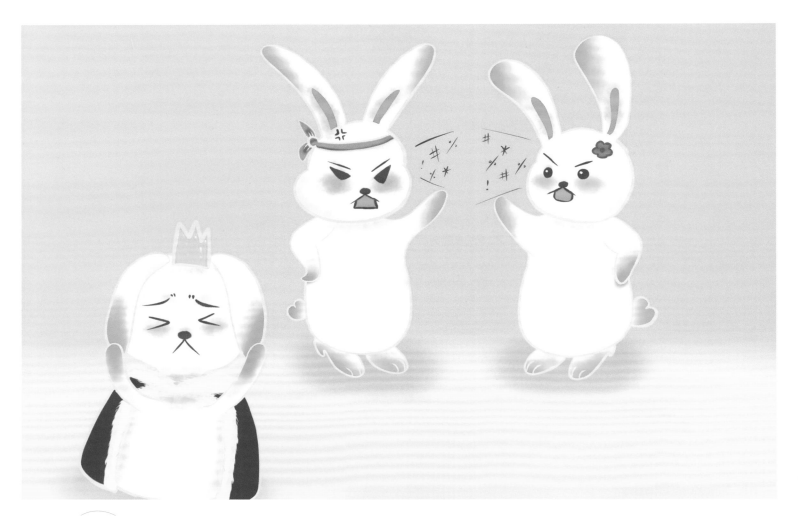

在一生中，难免会遇到磕碰，让生活多了许多曲折。无论如何，在有限的时间里，希望大家能和谐相处，不想听到你们争吵。

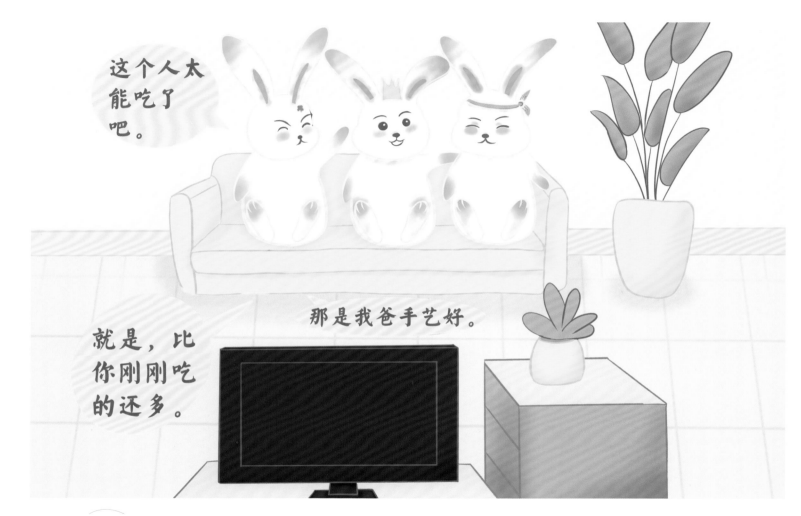

一家人在一起，和和睦睦，有说有笑，有谦有让，就是幸福美好的日子。

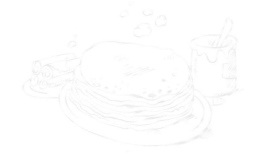

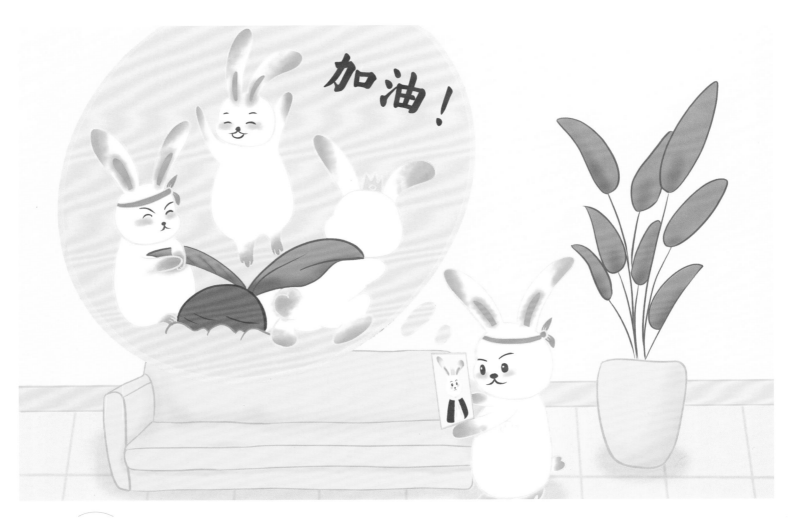

"家"记载着我们一步步成长的体验，是心灵的向往，是太阳的光芒，它哺育着每一位家庭成员。即使我离开了这里，希望家人们能够记得我们在一起的快乐时光。

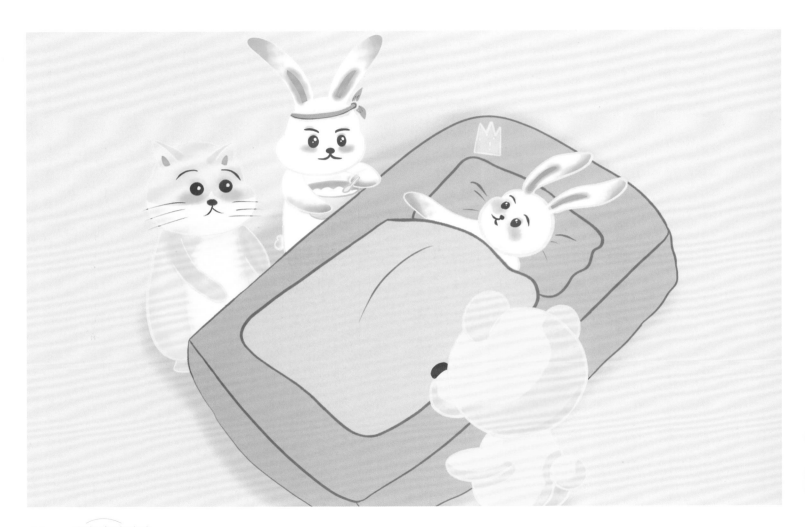

天长地久，海枯石烂，不如你们在我身旁的不离不弃，不如你们在我身旁的默默鼓励，有你们的陪伴生活才有色彩，有你们的陪伴生命才完整。

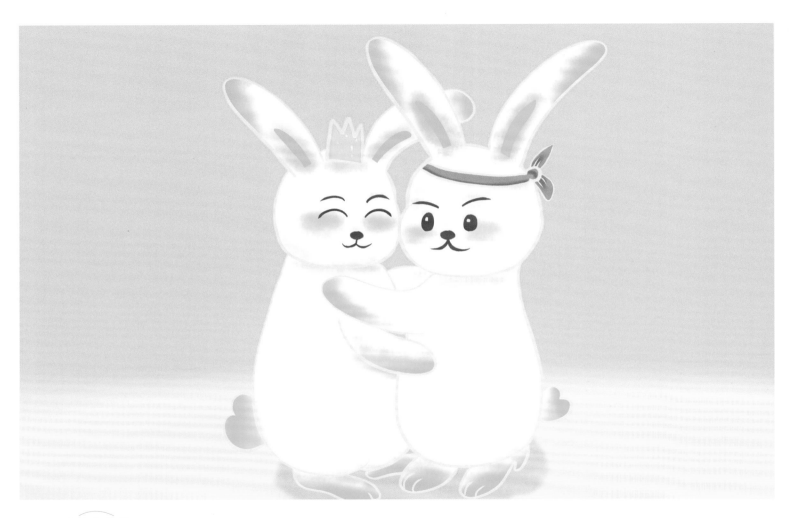

我也想有个人来拥抱我，在我伤心绝望的时候告诉我"别怕，你还有我"。

拥抱，是幸福甜蜜的；是宽容理解的；是贴心信任的。

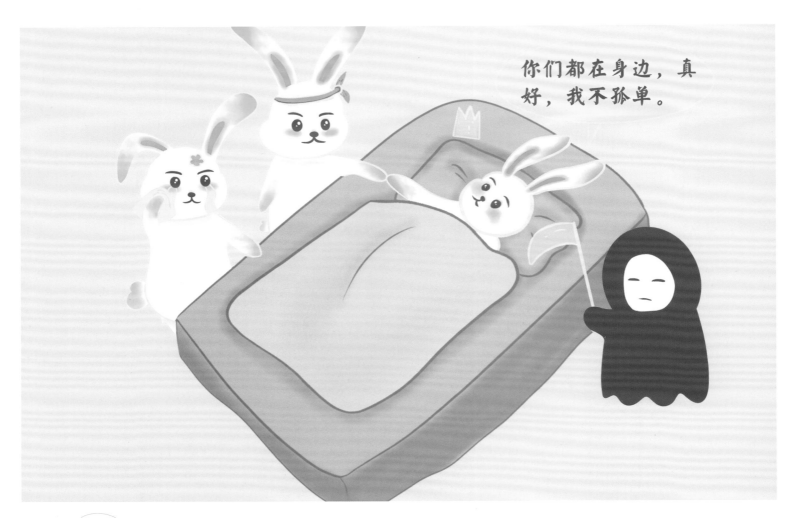

你们都在身边，真好，我不孤单。

不管世界的尽头多寂寞，你的身旁一定有我。
爱是一种习惯，一种有人陪伴的习惯，而在我
离世的时候，我也希望有人在我身旁陪着我。

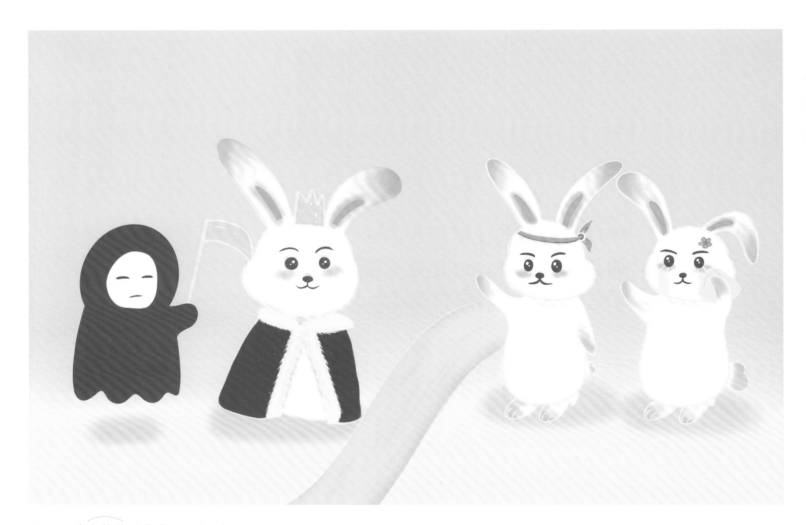

繁华如梦，富贵如烟，人终有一死，我希望我的家人们能够接受我即将离世的事实，几十年以后我们可能还会相见。

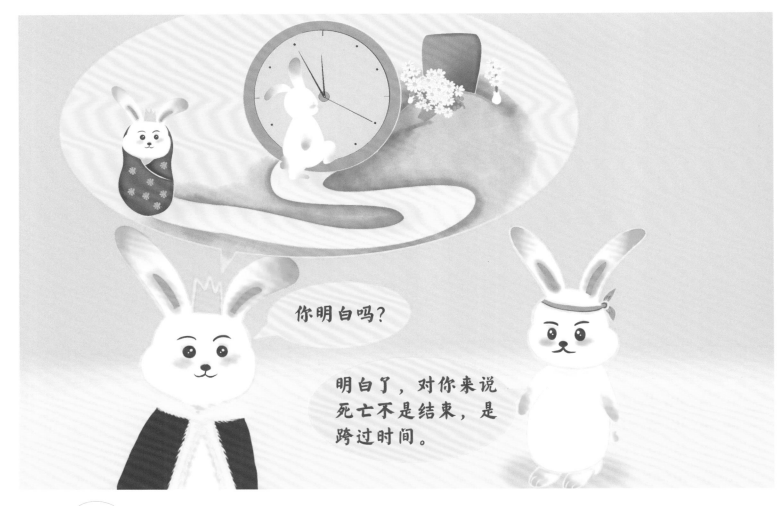

我认为：生的终止不过一场死亡，死的意义不过在于重生或永眠，死亡不是失去生命，而是走出时间，希望家人能了解我对死亡的看法。

在人生的旅途中，会经历许多人和事，有的让我们感动，有的让我们快乐，有的让我们遗憾，有的让我们痛苦。我们都希望曾经做错的事情能得到宽恕和原谅，希望对曾经给予我们爱和帮助的人说声"谢谢"，希望勇敢地对挚爱的人说出"我爱你"，同样也希望有人帮助我们实现未了的心愿，好好地道别。

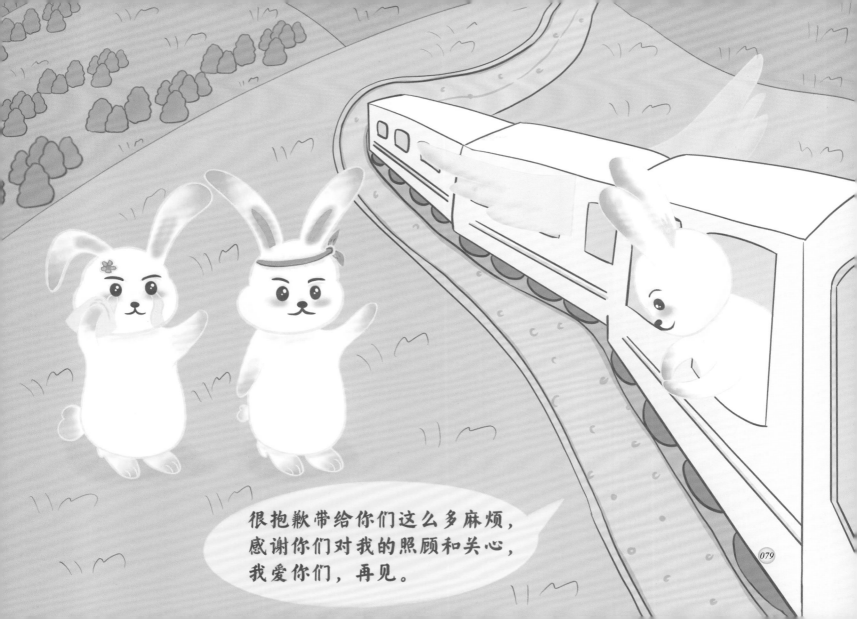

079

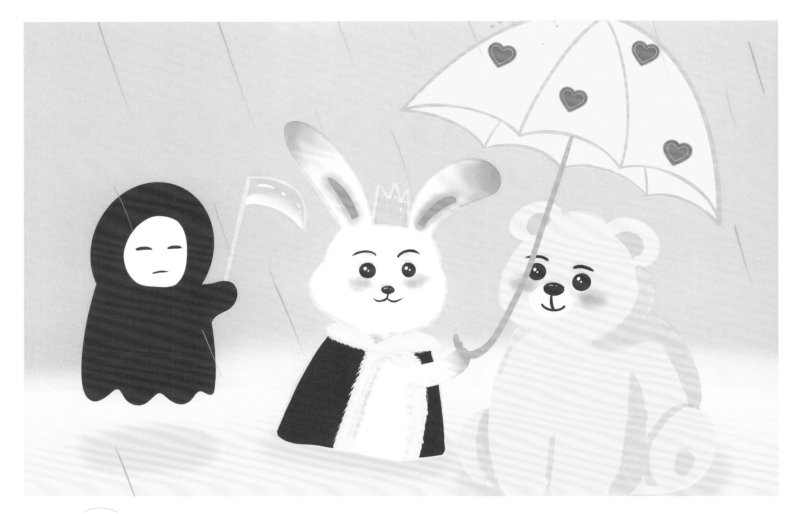

在最后的时间里，我希望还能行一善事，积一善念，不虚此生。

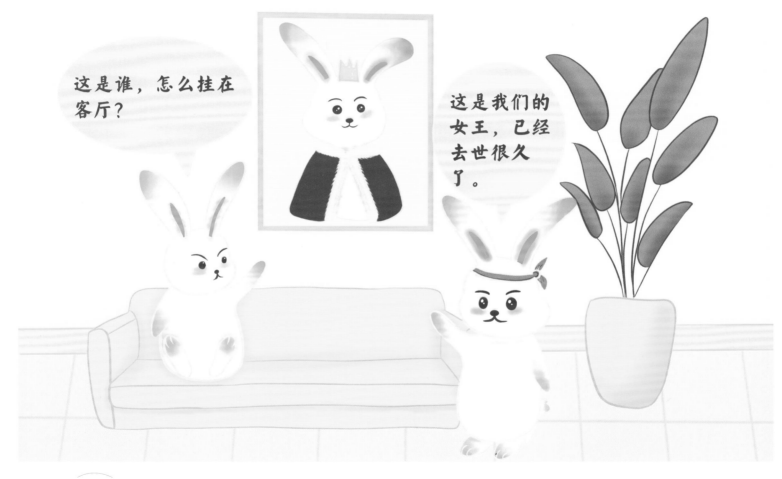

在我离世后，我希望你们记得我曾是你们的女王。

我的财务与法律

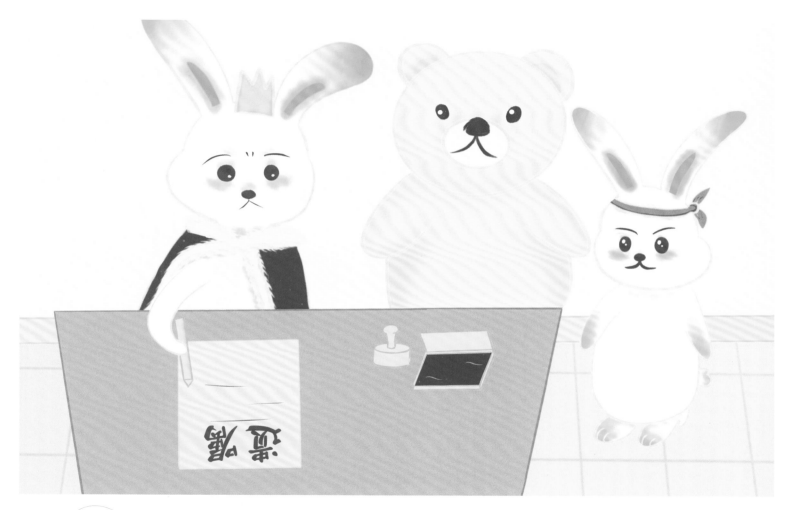

遗嘱是人生前对其身后事如何处理，用口头或
书面形式所做的嘱咐。在法律允许的范围内，
我要完成或修改我的遗嘱。

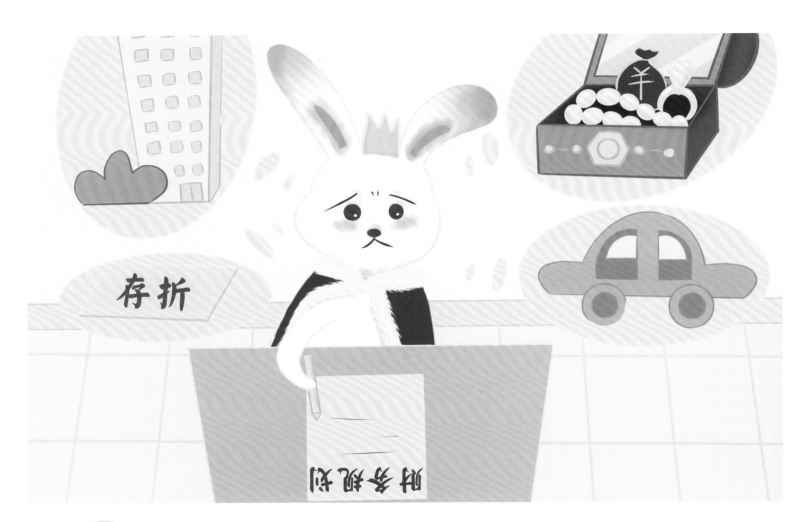

存折

英国哲学家培根曾说："金钱是善仆，也是恶主。"财物在一定程度上可以带来幸福，但是当它被滥用时，也可能带来厄运。与其到头来收拾残局，倒不如预先理性规划。

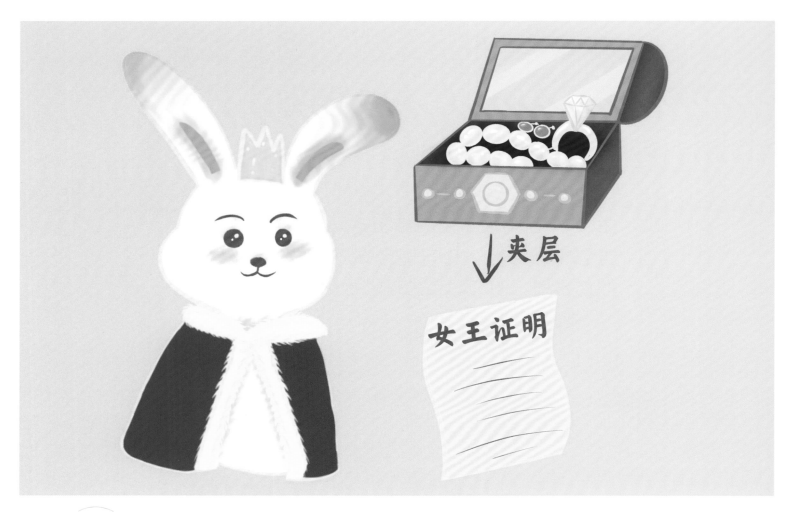

夹层

女王证明

每个人都会有一些自己认为重要的文件悄悄存放在某个地方。在合适的时间里，应该让自己信任的人知道自己重要文件的存放之处。它或许是一个人的故事，或许是一个人的珍宝，也或许是一个人的希望……

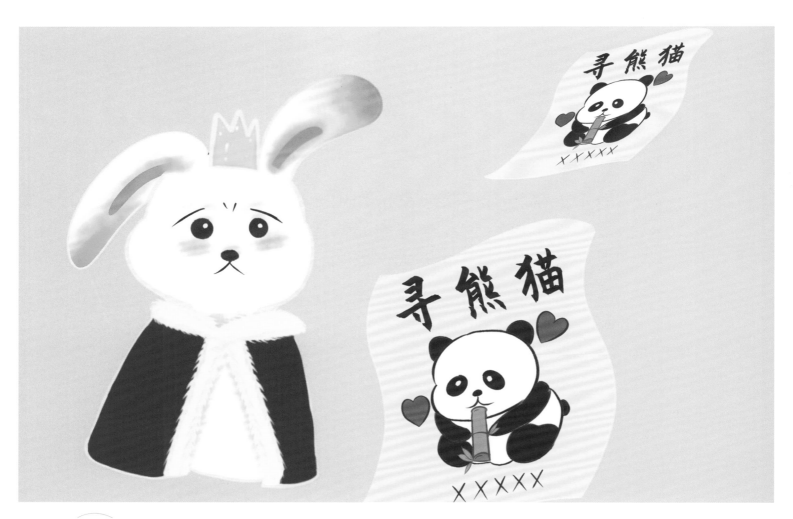

遗憾，是人生美丽的错过，只要不放弃，其实，即使事情未彻底地完成也无妨。可以把未完成的事情托付给信任的人，予以延续性完成，减少遗憾的发生。这种感情是一种爱，也是一种传承。

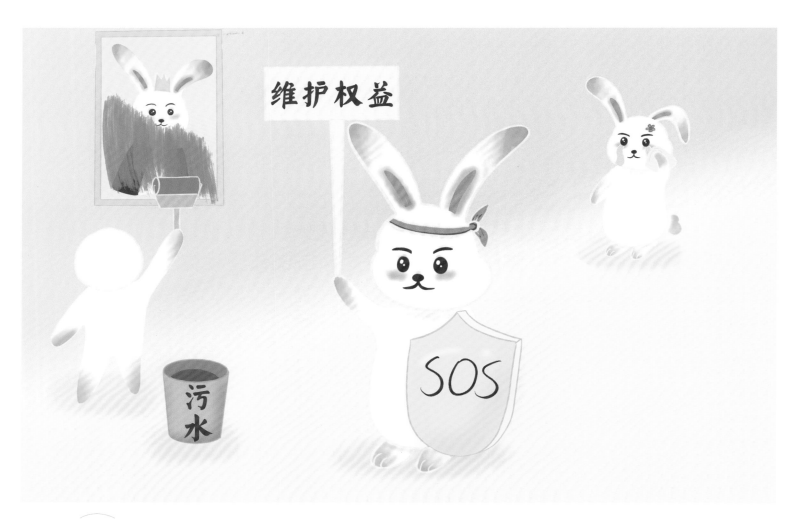

▶▶▶ 必要时，希望有人替我争取权益

在人生中，金钱是有形的，幸福是无形的。如果你不喜欢我也没关系，但请不要伤害我。如果我的名誉、利益受到侵害却不能自己捍卫时，希望有人能替我争取属于我的权益。

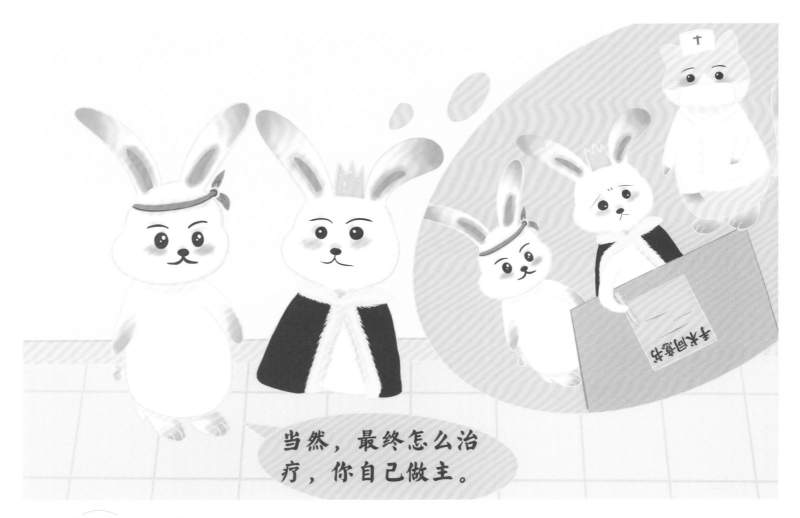

我是自己命运的主人，是自己心灵的统帅，因此，我希望能够参与到自己的医疗决策中。

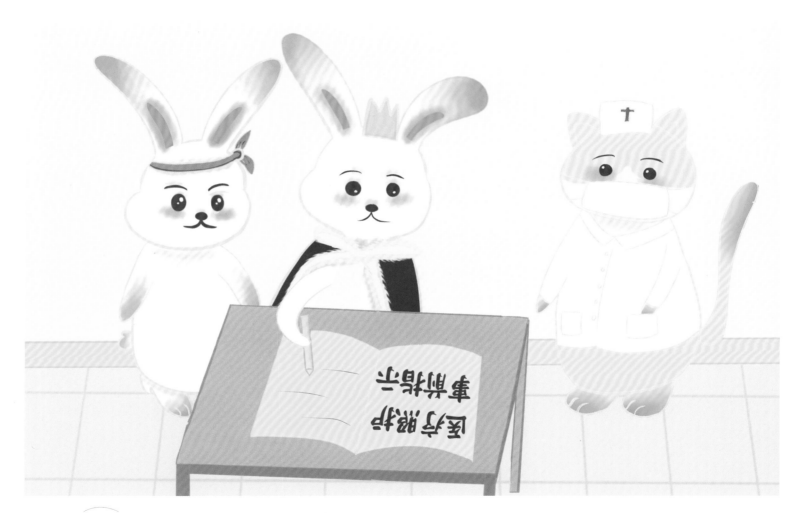

然后，完整填写有关自己生命治疗的文书，你们可以按照我的意愿做出选择，不必慌张，我的人生我做主。

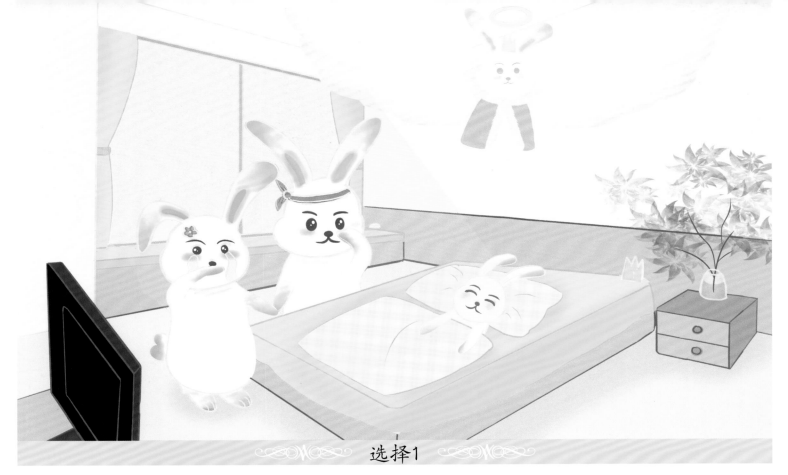

我不想让陌生人看到我离世时的容颜，我希望在家里离世，在熟悉的环境中，家人们能够陪在我的身边，这样能让我觉得自己并不是孤独的。

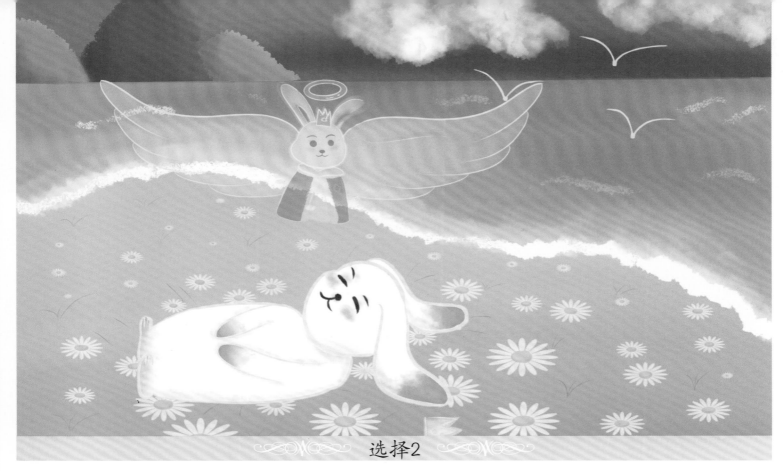

选择2

我不想在家里离世，因为我不想让你们触景伤情。

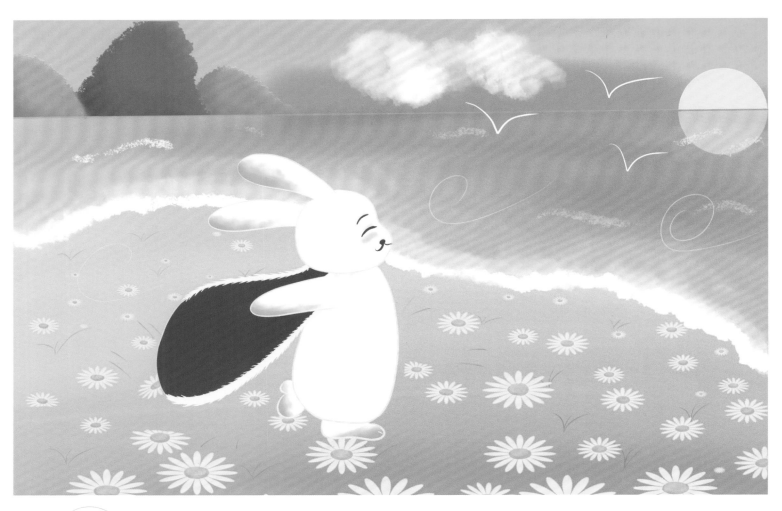

在我离世前，如果有机会，我想再去一次我喜欢的地方，感受一下这个世界的美好。

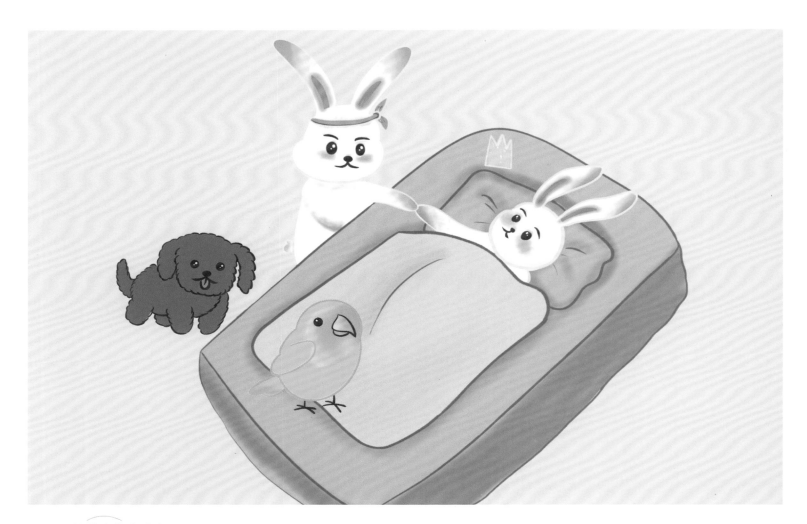

另外，除了我的同类，我也想再看一看其它的小动物，它们参与了我的生活，带给我不一样的情感，我希望在我最后的日子里，依然有它们的陪伴。

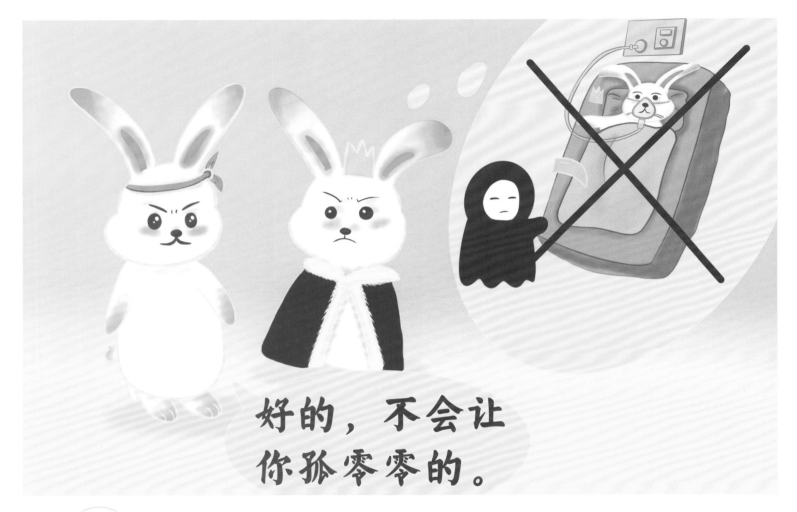

好的，不会让
你孤零零的。

如果我的生命即将到达尽头，我不想孤独地躺在病房里，身边都是不会说话的机器，不想做气管插管，不想通过戴上呼吸机来维持生命。

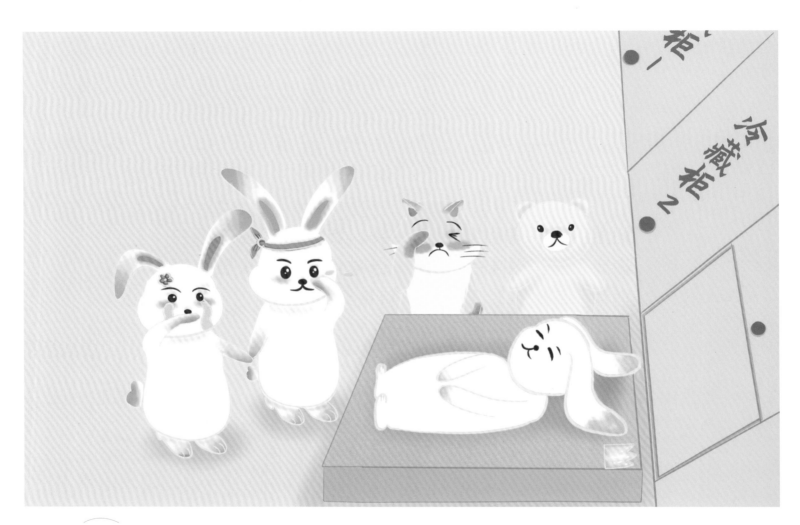

请让我的亲友们见上我最后一面，做最后告别。所以，请在我离世数小时候后，再将我的遗体移进冷藏柜。

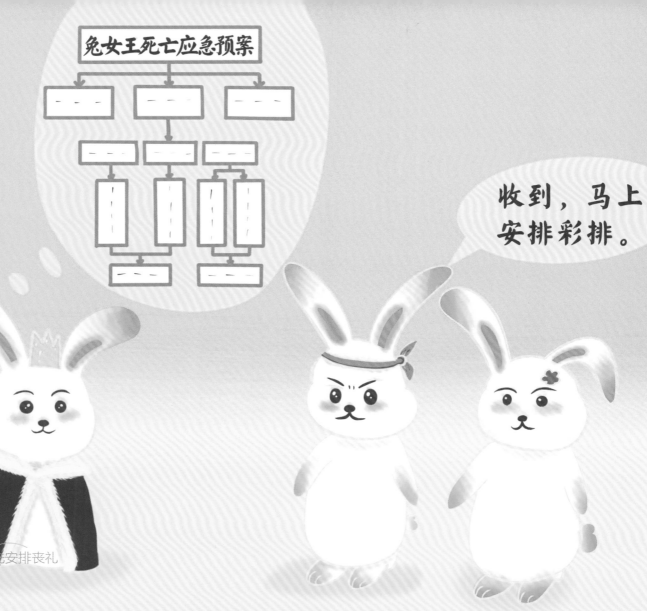

无论伟大还是平庸，富贵还是贫穷，生命有始就会有终。珍重当下的生命，期待未来的生活。

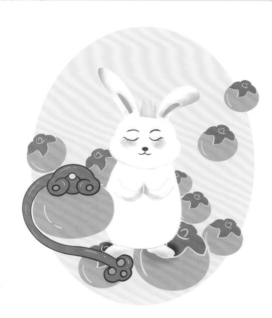

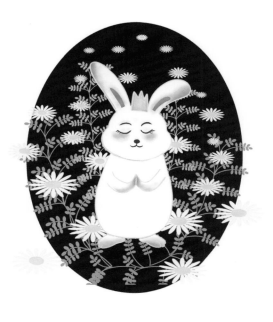

# 备注

1. "我的身体——器官捐赠意愿"及"我的财务与法律——是否在家里过世"中，正文给出了同意与不同意两种选择，仅供参考，不具有引导性。

2. "专属心愿1""专属心愿2"空白处可填写属于自己的愿望（在本书中未提及的愿望）。